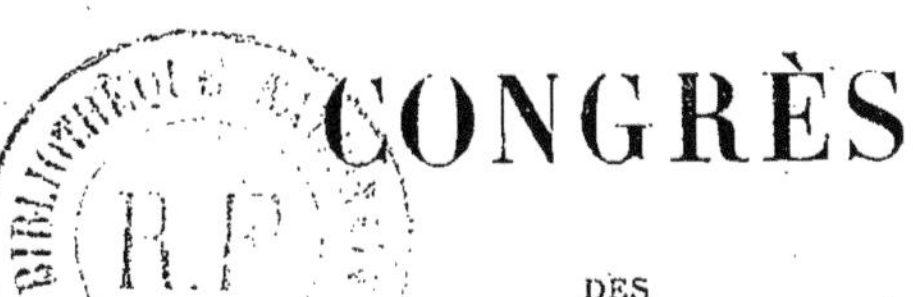

CONGRÈS

DES

MÉDECINS ALIÉNISTES

ET NEUROLOGISTES

DE FRANCE ET DES PAYS DE LANGUE FRANÇAISE

XVIIIᵉ SESSION

TENUE A DIJON, DU 3 AU 9 AOUT 1908

SOUS LA PRÉSIDENCE

de **M.** le Dʳ **CULLERRE** (de la Roche-sur-Yon)

PARIS

G. MASSON & Cⁱᵉ, ÉDITEURS

LIBRAIRES DE L'ACADÉMIE DE MÉDECINE

120, boulevard Saint-Germain, 120

1908

ÉTUDE

SUR

UN CAS D'APRAXIE COMPLEXE

PAR LE

Docteur DROMARD

Médecin de l'Asile de Clermont (Oise).

Depuis les travaux de Liepmann, la question de l'apraxie donne lieu à de nombreuses recherches, et il n'est pas douteux qu'elle prenne, dans l'interprétation de certains faits, une importance de plus en plus grande aux yeux des psychiatres. Or en parcourant la liste d'une cinquantaine de publications qui composent actuellement sa littérature, à peine vieille de cinq ou six ans d'ailleurs, on est quelque peu surpris de n'y voir figurer que des noms étrangers.

L'article déjà ancien de De Buck (1), l'étude de Van der Vloet (2), l'excellent rapport de d'Hollander (3), et quelques observations de Soutzo et Marbe (4) sont autant de documents écrits dans la langue française mais élaborés en Belgique ou en Roumanie. Une revue générale de Rose (5) nous rappelle pourtant que dès 1903, Dupré (6), sous le nom de *parectropie*, attirait l'attention sur des troubles psycho-moteurs qui ne sont certainement qu'une modalité de l'apraxie de Liep-

---

(1) De Buck. — *Les Parakinesies* (Journal de Neurologie, 1899).

(2) Van der Vloet. — *Apraxie et démence* (Journal de Neurologie, 1906).

(3) D'Hollander. — *Apraxie* (Rapport présenté au 3ᵉ Congrès Belge de Neurologie et de Psychiatrie (Anvers, 1907).

(4) Soutzo et Marbe. — *Quelques images cliniques, insolites et transitoires*, remarquées au cours de la paralysie générale (Encéphale, 1907).

(5) Rose. — *Revue générale de l'apraxie* (Encéphale, nov. 1907).

(6) Dupré. — *Traité de pathologie mentale* de Gilbert Ballet, 1903.

mann. Quoiqu'il en soit, de nombreux chapitres sont à combler en cette matière fort intéressante (1).

Le malade qui fait l'objet de notre observation offre, en dépit de son âge avancé, les symptômes courants d'une paralysie générale. Nous ne nous attarderons pas d'ailleurs à discuter la possibilité d'une forme sénile de cette affection. Quelle que soit son étiquette nosographique, le sujet reste intéressant par les troubles de l'*activité volontaire* qu'il présente, et c'est à ce point de vue exclusivement que nous désirons l'étudier.

M... Joseph, 61 ans, sans profession, est interné depuis le 6 avril de l'année présente. Son certificat de vingt-quatre heures est ainsi conçu : « Affaiblissement des facultés intellectuelles avec surexcitation cérérale ; idées érotiques et idées de richesse ; trouble de la parole ; gàtisme. »

Les antécédents ne sont guère instructifs. Pas de syphilis connue, et, d'après la famille, pas d'alcoolisme. Depuis un an environ, les facultés avaient diminué et le bras gauche avait perdu de sa force d'une façon quasi progressive. Le malade avait fait des fugues et s'était livré à quelques violences.

Actuellement il présente assez fréquemment des vertiges, à la suite desquels il demeure troublé pendant quelques jours. Dans l'intervalle même de ces crises fugaces, il s'achemine sans aucun doute vers la démence.

L'intelligence est notablement affaiblie. Le sujet n'a aucune conscience de sa situation morbide et manifeste une humeur joviale en temps ordinaire. Il accuse en riant trente millions de fortune et se félicite de partager chaque nuit la couche des femmes les plus élégantes de Paris. Sa désorientation est manifeste : il se croit en 1888 et il affirme qu'il est encore à l'hôpital, alors qu'il en est sorti depuis plusieurs semaines. La mémoire est particulièrement altérée : l'opération la plus élémentaire d'arithmétique demeure insoluble, et les associations automatiques de la table de Pythagore ont disparu elles-mêmes, en majeure partie. Toutefois le sujet *reconnaît les objets* et les nomme sans hésitation : une clef, un porte-plume, un crayon, un encrier, une paire de gants, un porte-monnaie et un mouchoir sont désignés sans difficultés.

L'examen de la *motilité* révèle une différence assez appréciable de la résistance aux mouvements passifs à gauche. Le dynamomètre indique d'ailleurs une diminution de la force musculaire de ce côté : il marque en effet 35, alors qu'il oscille de 60 à 95 pour le côté droit. Cette hémiparésie ne s'étend pas au membre inférieur. La résistance aux mouvements de flexion du genou est sensiblement égale des deux côtés. Les réflexes

---

(1) Depuis l'élaboration du présent travail, nous avons pris connaissance de l'intéressante observation présentée tout récemment par MM. DENY et MAILLARD, à la *Société de psychiatrie de Paris* (Séance du 16 juillet 1908).

rotuliens sont exagérés ; leur exploration déclanche même un certain degré de trépidation épileptoïde, et le signe de l'orteil est assez marqué ; mais tous ces phénomènes peuvent se vérifier à droite comme à gauche. La marche a lieu les jambes un peu écartées et avec une allure parfois ébrieuse. Du côté de la face, on constate un degré à peine perceptible de parésie gauche : la bouche est très légèrement déviée à droite, dans le rire en particulier.

Pas d'ophtalmoplégie externe. *Pupilles* égales mais en myosis et sans réaction à la lumière. Mouvements de trombone et tremblement fibrillaire de la *langue*.

Ecriture tremblée et presque illisible. *Parole* bredouillante avec achoppements caractéristiques aux mots d'épreuve.

L'examen de la *sensibilité* ne dénote rien de spécial. Les impressions tactiles et douloureuses sont perçues des deux côtés. Il est difficile de vérifier si la *notion du poids* est encore conservée, et les réponses du malade sont trop variables pour qu'il soit possible d'en dégager à cet égard quelque renseignement. Le *sens des attitudes* paraît relativement intact, quand on effectue l'épreuve du croisement des membres après occlusion des yeux ; mais l'instabilité naturelle du malade rend à peu près illusoire l'exploration du Romberg.

En résumé nous pouvons constater jusqu'ici les signes les plus habituels de la paralysie générale, auxquels se joint une parésie légère dont le début est mal défini et qui affecte une forme localisée au membre supérieur et à la face du côté gauche.

Les notions précédentes étant acquises, voici ce que donne l'examen détaillé de l'*activité volontaire* chez ce malade :

a) Mouvements autokinetiques

Marcher. – Le malade marche au commandement, mais les jambes un peu écartées et en titubant.

Se lever et s'asseoir. — Les mouvements s'effectuent d'une façon correcte, mais avec des hésitations nombreuses. Ils se répètent à plusieurs reprises quand l'ordre a cessé.

Boire et manger. — Les mouvements sont particulièrement maladroits lorsque la main gauche intervient. La fourchette et la cuiller sont fréquemment employées l'une pour l'autre. Parfois, les aliments portés trop haut ou trop bas, se répandent sur la table.

S'habiller et se déshabiller. — Le malade est dans l'impossibilité la plus complète de se boutonner de la main gauche. Sa main ne paraît pas comprendre le mouvement qu'on lui demande : tantôt elle erre le long du thorax, tantôt elle palpe la doublure du vêtement. Du côté droit, le mouvement s'effectue d'une façon correcte.

b) Mouvements élémentaires :

Fermez les yeux. — Le mouvement est exécuté.

Ouvrez la bouche. — Le mouvement est exécuté, mais les yeux se ferment du même coup.

Tirez la langue. — Le malade ferme les yeux à plusieurs reprises. Le mouvement n'est exécuté qu'après une série de rappels.

Croisez les bras. — Le malade se remue, frotte sa cuisse avec sa main droite et fait la grimace. On ne peut obtenir l'exécution du mouvement.

Levez le bras droit. — Le malade ferme les yeux d'abord, mais le mouvement est exécuté après un rappel.

Levez le bras gauche. — Le malade frotte ses cuisses avec ses deux mains, puis lève le bras droit. Comme nous insistons de nouveau, la main gauche effectue des mouvements de torsion et de malaxation, tandis que les doigts de la main droite se contractent dans un mouvement manifeste de synsynésie.

Etendez la main droite. — Le mouvement est exécuté.

Etendez la main gauche. — Le malade étend la main droite, et comme on réitère le même commandement il reprend ses mouvements de friction sur les cuisses. Lorsqu'on immobilise la main droite, les efforts de la gauche entraînent de nouveau la synsynésie.

Levez la jambe droite. — Le mouvement est exécuté.

Levez la jambe gauche. — Même remarque.

Lancez le pied droit. — Le malade lève la jambe.

Levez le pied gauche. — Même remarque. Après une deuxième injonction, le malade imite le mouvement quand on l'effectue devant lui.

c) Mouvements expressifs :

Envoyez un baiser. — Le mouvement est exécuté de la main droite, mais on ne peut l'obtenir de la main gauche. Le malade porte cette main au menton, puis tire sur sa lèvre.

Faites un pied de nez. — Le mouvement n'est exécuté ni par la main droite, ni par la main gauche. Le malade tire sur sa moustache.

Faites le salut militaire. — Le mouvement est exécuté de la main droite après une hésitation.

Faites le signe de la croix. — Même remarque.

d) Mouvements descriptifs :

Faites le simulacre de jouer du piano. — Le malade dispose ses deux mains dans l'attitude requise, mais il reste là sans achever le mouvement.

Faites le simulacre de tourner de l'orgue. — Le mouvement est exécuté à droite, non à gauche.

Faites le simulacre de moudre du café. — Même remarque.

Faites le simulacre d'attraper une mouche. — Le mouvement n'est exécuté par aucune des deux mains, malgré des ordres réitérés. Le malade tire sur sa moustache ou exécute des tapotements sur ses genoux.

e) Mouvements réfléchis :

Montrez votre œil droit. — De la main droite le mouvement est exécuté. De l'autre main, le malade commence par montrer son nez, hésite, puis achève correctement le mouvement.

Montrez votre oreille gauche. — De la main droite, le mouvement est exécuté après une hésitation. De l'autre main, il est exécuté également, mais avec une erreur : le côté droit est pris pour le gauche.

Tirez-vous la barbe. — Le mouvement est exécuté de la main droite et aussi de la main gauche, mais plus difficilement.

Grattez-vous la tête. — Même remarque.

f) Mouvements intentionnels :

Remplir un verre d'eau. — Le malade débouche la carafe lentement, avec la main droite, et la coiffe du verre, après avoir déposé le bouchon sur la table. Mais en accomplissant cet acte erroné, il se tourne vers nous et demande : « Que fallait-il faire ? » Nous répétons l'ordre et il l'exécute cette fois d'une façon correcte.

Allumer une bougie. — Le malade prend une allumette de la main droite, la frotte contre le mur et l'approche de la mèche. Comme il se penche sur cette dernière, il se brûle légèrement la moustache. Alors, il change l'allumette de main et la laisse tomber. Puis il tire sur sa moustache, passe la main dans ses cheveux et se gratte la tête pendant un instant.

Faire un nœud à une corde. — Le malade regarde la corde qu'on lui présente et la désigne par son nom. Il hésite, manie l'objet d'une façon maladroite en raison de sa parésie gauche, puis finit par faire un anneau dont il s'entoure le poignet.

Cacheter une lettre. — Le mouvement est exécuté avec les deux mains, après une deuxième injonction seulement.

Nous connaissons maintenant dans tous ses détails le bilan de *l'activité volontaire* chez le malade qui nous intéresse. *Est-il apraxique ? Quelle est la variété de son apraxie ? Quels sont les rapports de cette apraxie avec l'hémiparésie partielle dont il est atteint ?* Telles sont les questions qu'il y a lieu de poser.

1° *L'apraxie* ne semble pas douteuse d'après les faits que nous venons d'indiquer. Le malade n'exécute pas les mouvements conformément à leur but ; il est donc *apraxique* au sens général du mot. Le tableau qu'il présente est très différent de celui de l'ataxique. Le mouvement de *l'ataxique* est désordonné, il abonde en saccades, en brusques à-coups, en déviations incoordonnées, il frappe à côté du but ou il le dépasse ; mais en dépit de l'inexactitude des détails, on y reconnaît toujours la forme générale supposée par l'idée, et l'acte effectué ressemble encore vaguement à l'acte normal. Ce n'est pas le cas chez notre malade : ses mouvements tantôt amorphes et tantôt substitués n'ont vraiment aucune ressemblance avec l'acte qu'on lui commande ; ce n'est plus seulement la précision et le dosage exact de l'activité musculaire qui sont altérés, ce n'est pas seulement la coordination élémentaire du mouvement qui est troublée chez lui ; il y a vraiment une désharmonie totale entre le mouvement et son but.

2° Les troubles étant de nature apraxique, on peut se demander a quelle *variété* ils répondent.

a) Peut-on les ranger dans l'apraxie dite *sensorielle* qui est une apraxie secondaire et qui implique en réalité un trouble de la reconnaissance. Evidemment non. Le malade comprend assez bien les ordres et lorsque ces derniers viennent à impliquer le maniement d'un objet quelconque, cet objet est habituellement *reconnu :* il n'y a donc, à la base des troubles en question, ni surdité ni cécité psychique, et l'on ne peut mettre en cause, pour les expliquer, aucune *agnosie.* Au reste, il est deux notions qui doivent nous éloigner *a priori* de cette hypothèse : la première est que les troubles sont aussi accusés pour les mouvements *intransitifs* qui n'impliquent la reconnaissance d'aucun objet, que pour les mouvements *transitifs* répondant à des conditions inverses ; la seconde est que ces troubles sont plus marqués du côté *gauche* que du côté *droit,* ce qui serait inexplicable avec la conception de l'agnosie.

b) S'agirait-il d'apraxie *idéatoire* (apraxie idéo-motrice de Pick) ? On sait que le trouble intéresse en pareil cas la préparation idéatoire de l'acte : ce ne sont pas les membres qui obéissent mal à la volonté ; mais c'est la volonté même qui donne aux membres des ordres faux ou insuffisants. Il est fort probable qu'un assez grand nombre des manifestations que nous venons d'étudier sont bien en effet sous la dépendance de cette apraxie. En voici des exemples :

Le malade, invité à mettre de l'eau dans un verre, débouche la carafe et la coiffe du verre. C'est que l'attention s'est épuisée au cours même de l'exécution, laissant échapper ainsi l'idée directrice. La question même du malade demandant « que fallait-il faire ? » en achevant son acte, est la meilleure preuve de cette conception. C'est la mémoire de fixation qui est en cause, le cas échéant, et il y a là quelque chose de tout à fait comparable à ce qu'on a décrit sous le nom significatif d' « apraxie amnésique ».

Le malade, mis en présence d'une bougie, frotte une allumette contre le mur et l'approche de la mèche ; mais, comme il s'est brûlé la moustache, il n'achève pas l'acte commandé, change l'allumette de côté, tire sur sa moustache et passe la main dans ses cheveux en se grattant la tête. C'est que l'attention a dévié au cours de l'exécution. L'idée finale a été chassée par une autre plus importante : au moment d'allumer la mèche, la sensation de la moustache qui brûle vient changer l'orientation de l'activité en cours de route ; elle appelle la main qui, de la moustache, passe ensuite aux cheveux par une association naturelle, de telle sorte que l'acte évoqué s'est laissé supplanter d'une façon fortuite par un acte tout différent. Il en est de même quand le malade, prié de faire un nœud à une corde qu'on lui présente, regarde un instant l'objet et finit par se lier le poignet. Ici encore, l'activité volontaire ne répond pas à sa tâche, parce que l'idée directrice se trouve « délogée ». L'entrée d'une association parasite dans le champ de la conscience fait dévier le mouvement.

Quand on demande au sujet de tirer la langue, il ferme les yeux ; il reproduit encore ce même mouvement, quand on lui demande de lever le bras. C'est que le malade est intoxiqué par une image motrice à laquelle il « colle » : on a évoqué antérieurement un mouvement, et ce mouvement surgit à nouveau lorsqu'on cherche à en provoquer un autre. Il y a là une véritable modalité fortuite de l'activité stéréotypée, ou — comme l'on dit encore — une réaction de « persévération ».

Tous les phénomènes précédents sont justiciables d'une explication psychologique, ainsi que nous venons de le montrer : l'état des facultés d'attention et d'association représente une base suffisante à la théorie. Mais, en dehors des faits de persévération dont nous venons de parler, la variété *idéatoire* de l'apraxie ne peut pas rendre compte des troubles portant sur les actes *simples* qui exigent un minimum de travail intellectuel ; elle doit être écartée, surtout quand les troubles observés à gauche ne le sont pas à droite, car on ne voit pas qu'un processus d'ordre *idéatoire* puisse donner lieu à des manifestations motrices *segmentaires :* un trouble de ce genre ne saurait avoir qu'une répercussion générale.

c) Reste donc l'*apraxie motrice,* dont on peut distinguer deux formes.

Dans l'*apraxie transcorticale* (A. motrice de Liepmann), ce n'est déjà plus le plan idéatoire de l'acte qui est défectueux, c'est son transfert sur le motorium ; il y a dissociation entre la « formule kinétique ». régulièrement construite et les « images kinesthésiques segmentaires » des centres de projection. qui devraient lui répondre normalement ; la lésion hypothétique intéresse les voies de relation qui unissent tous les points de la zone rolandique aux différentes sphères du cerveau. Dans *l'apraxie corticale* (A. d'innervation de Kleist). ce sont les processus d'innervation eux-mêmes qui sont incorrects, c'est-à-dire que la lésion intéresserait le *motorium* lui-même. Quoiqu'il en soit. dans l'une et l'autre de ces deux variétés, on conçoit fort bien une répercussion portant sur les actes *simples* et n'intéressant au besoin qu'*une partie du corps*.

Ceci nous explique la plupart des erreurs motrices signalées au cours de l'observation. Nous voyons, en effet, le malade effectuer de travers des *mouvements élémentaires* (tirer la langue, lever le bras, lancer le pied) et des *mouvements réfléchis* (montrer l'épaule, l'oreille ou le menton); des *mouvements expressifs* (faire un pied de nez), et des *mouvements descriptifs* (faire le simulacre de moudre le café); nous le voyons, d'autre part, effectuer de la *main droite* certains mouvements, tandis que les mêmes, tentés par le *membre gauche*, font place à d'autres mouvements soit *amorphes*, soit *substitués*.

Mais le diagnostic *d'apraxie motrice* étant établi, il resterait encore à opter entre les deux formes. On sait que la forme *transcorticale* épargne les *chaînes kinétiques* et les *autokinétismes*, c'est-à-dire les mouvements susceptibles de s'exécuter « en court circuit » par la simple intervention du senso-motorium et sans requérir l'intervention des relations intracérébrales. Au contraire, ces mouvements sont intéressés dès que le motorium est atteint pour son propre compte, comme c'est le cas précisément dans la variété dite *corticale* de l'apraxie. Or, chez le malade qui nous occupe, nous avons vu que des actes s'accomplissant « en court circuit », tels que *boire, manger*, se *boutonner*, etc.. sont exécutés de travers. Une participation *corticale* ne semble donc pas douteuse le cas échéant.

En résumé, on peut dire que chez le sujet de notre observation, les troubles de *l'activité volontaire* sont d'origine extrêmement complexe. Ils se rattachent à la fois à l'apraxie *idatoire* et à l'apraxie *motrice* dans ses différentes variétés.

3° Il resterait enfin à expliquer la superposition de l'apraxie et de la parésie, la seconde intéressant presque exclusivement le membre supérieur gauche et la première frappent au maximum cette région, tout en s'étendant aux autres avec moins de netteté.

Théoriquement, et en tenant compte des notions récemment acquises sur l'influence prépondérante de *l'hémisphère gauche* et sur le rôle du *corps calleux* dans l'exécution des actes volontaires, on pourrait incriminer une *lésion sous-corticale* intéressant à la fois et les fibres de projection issues du motorium droit (d'où paresie gauche) et les fibres calleuses qui transmettent à ce motorium droit l'influence directrice de l'hémisphère gauche (d'où apraxie gauche). Mais cette hypothèse n'est guère vraisemblable, car les fibres calleuses nous semblent hors de cause dans le tableau clinique étudié ci-dessus. En effet, nous avons constaté déjà la fréquence toute particulière des *mouvements synsynésiques* ; nous avons vérifié, d'autre part, que le malade pouvait imiter d'un côté du corps les mouvements et les attitudes que nous imprimions à l'autre côté, même après occlusion des yeux. Pour ces deux raisons, nous croyons à l'intégrité relative des voies commisurales longues et nous cherchons ailleurs une explication.

Au reste, on est tout aussi fondé à incriminer une *lésion corticale* intéressant à la fois et le motorium droit et les voies associatives qui mettent en relation ce motorium avec les différentes sphères sensorielles (d'où parésie gauche et apraxie gauche). Cette dernière hypothèse nous semble plus simple et d'ailleurs préférable, étant donné que l'altération des *chaînes kinétiques*, sur laquelle nous avons insisté déjà, implique, à n'en pas douter, la mise en cause du *cortex*.

Quoiqu'il en soit, les observations de ce genre soulèvent un problème qui n'est pas encore résolu par l'histologie. Une altération de la zone sensitivo-motrice du cortex étant donnée, pourquoi cette altération va-t-elle engendrer, dans tel cas une *hémiplégie*, dans tel autre cas de *l'apraxie corticale*, et dans tel autre encore des modifications de la motilité qu'on a identifiées d'une façon formelle avec *l'ataxie ?* Faut-il admettre avec Heilbronner (1) que les phénomènes apraxiques

---

(1) Heilbronner (*Zcrtsch. f. Psych. f. Physiol. d. Sinnesorgane*, 1905).

répondent à des lésions très superficielles, les lésions plus profondes entraînant toujours avec elles de l'hémiplégie? Spielmeyer (1), en découvrant une sclérose superficielle de la zone relandique avec intégrité des cellules de Betz chez un hémiplégique parfaitement banal, ne parle pas en faveur de cette opinion. Le mieux est d'avouer que jusqu'à nouvel ordre le rôle respectif des différentes couches cellulaires de la zone motrice est trop peu connu pour qu'on puisse faire en la matière autre chose que des hypothèses. Nous devons ajouter que les observations du genre de la nôtre, où les troubles se superposent, sont malheureusement les moins favorables à une recherche de dissociation pour l'histologiste soucieux de fixer une pathogénie.

____

(1) SPIELMEYER (*Munch. med. Wochenschr*, 1906).